Biographie

Elise Steiner, après un parcours littéraire et un DEUG d'Anglais, a créé sa société d'animations pour les enfants et exerce ce métier depuis plus de 12 ans.

Ayant vécu avec une mère maniaco-dépressive et un père atteint de sclérose en plaque, elle a développé un goût pour aider les autres, les comprendre.

Elise est une fervente admiratrice de personnalités hors du commun comme Gandhi ou Mère Térésa.

C'est également une passionnée de cuisine qui apprécie les bonnes tables et qui endosse, de temps à autre, et par plaisir, le rôle de chef dans un restaurant.

Elle aime voyager pour découvrir les « gens », s'imprégner de leur culture, découvrir de nouveaux plats et pratique également les massages traditionnels marocains à l'huile d'argan.

Elle se considère comme une hédoniste, adepte du carpe diem.

Ce livre est son premier et elle souhaite par ce biais montrer que l'on peut se réconcilier avec soi-même et être véritablement acteur de sa vie.

Des livres sur la perte de poids, il y en a beaucoup, et je pense que la plupart des régimes peuvent potentiellement marcher... Pour un temps.

Pour un temps seulement à cause des nombreuses frustrations que l'on fait subir à son corps, des envies contrariées, des religieuses au chocolat et autres pâtisseries péniblement recalées.

En effet, c'est justement ce manque, ces envies refoulées qui nous empêcheront de tenir dans le temps, d'être épanouis et de mincir durablement et définitivement.

Je ne parlerai donc pas de « régime » car pour moi, ce seul mot porte en lui les affres de l'Interdit ... Alors que nous avons au contraire devant nous un « Océan de possibilités ».

Je parlerai donc de rééquilibrage alimentaire, qui se fera naturellement avec l'aide de l'hypnose.

Je souhaite dans ce livre faire partager au plus grand nombre mon expérience de perte de poids grâce à un outil extraordinaire que l'on connaît peu en réalité : l'hypnose.

Nous sommes nombreux à penser que seule une bonne alimentation, une bonne hygiène de vie suffiront à nous faire perdre du poids. Et bien c'est faux puisqu'un autre paramètre capital entre en ligne de compte et de façon spectaculairement étonnante : la dimension psychologique.

En effet, de nombreuses personnes en surpoids ont des croyances limitantes qui les empêchent d'atteindre leur but car elles agissent tel un frein sur leur organisme.

Celles-ci peuvent être diverses, en voici quelques exemples :

« J'ai toujours été grosse donc je ne pourrai jamais être mince », « Tous les membres de ma famille sont gros et je tiens d'eux » ou bien « Si je perds du poids je n'aurai plus de pouvoir sur mes proches, je perdrai en crédibilité » ou encore « Si je suis mince, je serai moins écoutée de mes élèves »...

Bref on a tous une bonne raison ou oserais-je dire ...une excuse pour ne pas y arriver ? C'est ce que j'appellerai la « Victimisation ».

Ce peut être également des idées reçues d'ordre religieuses/ et ou venant de l'éducation que nous avons reçue : « Les femmes de chez nous ont toujours le bassin large », « Si tu n'es pas ronde, tu n'es pas une vraie femme » (On peut alors se demander que signifie être une vraie femme ?), « Il faut être ronde pour plaire à un homme »

(Je confirme que les hommes adorent les rondes mais encore y a-t-il des degrés dans la rondeur.

Rassurez-vous, ils apprécient également les femmes minces avec un joli corps !

Lorsque l'on a dépassé cette première étape en arrêtant ENFIN de se trouver des excuses, une partie du travail a déjà commencé et la route peut reprendre.

Ce qui nous amène à la phase 2 : qu'est-ce que je veux vraiment au fond de moi ?

Si la réponse à cette question est « Je suis bien comme je suis au final » et bien parfait, vous aurez enfin pris conscience de cela et vous pourrez cesser de vouloir maigrir à tout prix et vous pourrez tourner la page.

Dans ce cas, je vous invite à offrir ce livre à une personne vraiment décidée ou à le lire quand même, ce peut être intéressant malgré tout !

Pour tous les autres, vous réalisez désormais que ce projet vous tient réellement à cœur et que si d'autres y sont arrivés, pourquoi pas Vous ?

Ainsi vous serez en mesure de vous poser les BONNES questions, à savoir : « Quelle femme (ou quel homme) je souhaite être vraiment ?, « Quelle image je veux renvoyer de moi ? », « Est-ce que le fait de mincir me procurera de la joie, du bonheur ? Car vous devez le faire pour de bonnes raisons, c'est-à-dire pour vous-même avant tout.

Aujourd'hui, grâce à mon expérience, j'affirme que l'hypnose fonctionne et je peux vous assurer que grâce à quelques séances qui auront un effet sur le long terme, vous réussirez à perdre le poids que vous désirez, et ceci, à votre rythme, en mangeant bien et de façon définitive.

Maigrir, ENFIN ça marche !

Qu'est-ce que l'hypnose ?

L'hypnose est un état proche du sommeil qui s'apparente à de la relaxation, mais qui va bien au-delà.

Quand on est dans cet état appelé communément « transe » ou EMC : état modifié de conscience, le cerveau réussit plus facilement à comprendre ce qu'on lui demande et à faire les changements nécessaires.

Selon Milton Erickson, « Le cerveau est plus doué pour apprendre quelque chose de nouveau que pour corriger quelque chose d'ancien ».

Aujourd'hui, les récentes études en neurosciences le prouvent bien.

« L'hypnose, c'est une relation pleine de vie qui a lieu dans une personne et qui est suscitée par la chaleur d'une autre personne »

Il faut donc avoir pleinement confiance en la personne choisie et comprendre que le travail se fera main dans la main, comme une sorte d'osmose entre le patient et l'hypno thérapeute ou le coach, dans le respect de l'individu, avec une grande bienveillance.

L'hypnose est un outil très intéressant qui peut nous permettre de changer notre perception de certains aliments. Il est par exemple possible d'accroître notre attirance pour les légumes ou de nous dégouter des aliments trop gras ou trop sucrés, de permettre à notre inconscient de faire le bon choix entre un aliment sain et un aliment gras, de nous rendre plus dynamique etc...

Selon Jean-Marc Garte, Hypno thérapeute à Nice : « La personne en état d'hypnose est amenée à se regarder vivre. Elle prend ainsi conscience de ses agissements et de ses mécanismes et peut chercher de nouvelles réponses à ses besoins.

Avec le temps ces nouveaux réflexes s'assemblent et on développe de nouveaux automatismes qui, progressivement, vont remplacer les anciens »

Comme je l'ai déjà évoqué, les dimensions psychologiques et émotionnelles ont un impact énorme sur notre poids. Elles sont souvent liées à notre vécu et à un rapport malsain à la nourriture, comme le souligne parfaitement le Docteur Victor Simon, hypno thérapeute : « La source du problème se situe dans la construction de la réalité qui remonte à l'enfance lorsque par exemple la maman donnait des bonbons à l'enfant triste pour le consoler » (Dans mon cas personnel c'était mon grand-père qui me disait sans cesse : « Tes fesses ! » ou « Rentres ton ventre ! ».

Il m'avait un jour prise en flagrant délit de tartine de beurre confiture dans la cuisine. Il me l'avait prise des mains comme si j'étais une voleuse, m'humiliant et me faisant culpabiliser ! Rien de tel pour grossir ou même devenir obèse).

Ainsi l'hypnose va agir sur notre subconscient grâce à des métaphores ou histoires qui guérissent et par voie de conséquence agir sur nos pensées, car le subconscient ne fait pas la différence entre ce qui est réel et ce qui est imaginé.

Le livre de Joseph Murphy « La puissance de votre subconscient », est passionnant.

Ces exemples illustrent donc très bien le rapport malsain à la nourriture, alors que celle-ci qui ne devrait pas être une source de problème, mais un plaisir que l'on partage et qui doit nous permettre d'être en bonne santé et de sentir en pleine forme au quotidien.

Comment se passe une séance d'hypnose ?

Vous serez, soit allongé, soit assis confortablement dans un fauteuil. Il vous suffira simplement d'écouter votre hypno thérapeute ou de fixer ses mouvements ou un point fixe donné.

Vous « n'avez rien à faire, juste à laisser faire ».

Il vous laissera définir vos objectifs, puis amènera l'état hypnotique grâce à une « induction », c'est-à-dire un moyen de vous faire progressivement « « rentrer à l'intérieur de vous ». Pour cela, il vous fera vous concentrer sur votre respiration, votre corps ou des images mentales.

Il y a plusieurs moyens d'induire une « transe hypnotique », donc cela variera en fonction de chacun.

Comprendre son passé et s'en libérer

D' abord j'ai fait un travail sur mon passé pour mettre des mots sur les événements douloureux que j'ai vécu, comprendre un passé compliqué, grâce à une dizaine d'années de thérapie classique depuis l'adolescence, avec de la relaxation et des «Jeux sensoriels» afin de prendre conscience de mon propre corps, de comprendre que j'avais le droit d'exister. J'ai pu mettre des mots sur mes peurs même si ça a été très difficile.

J'ai compris que tout venait de l'enfance, des parents, que l'on prenait les peurs de ses parents comme un buvard, et qu'il était nécessaire de se libérer de ce fardeau.

Culpabilité/déculpabilisation

J'ai compris que ce n'est pas parce que mes parents

étaient malheureux que je devais l'être aussi pour le restant de ma vie, que je ne les trahirai pas en étant heureuse, que je pouvais renverser la tendance, éviter de reproduire ce ténébreux schéma.

J'ai fini par comprendre que j'avais également le droit « d'être heureuse ».

Ce fameux « Droit au bonheur » qui n'est finalement plus qu'un droit, mais un devoir ; sinon quel est le sens de la vie ?

Il fallait donc passer par une étape essentielle : le pardon.

Pardonner à ses parents car les gens qu'on aime peuvent nous faire beaucoup de mal, souvent inconsciemment, parfois consciemment malheureusement.

La psychothérapie m'a donc aidée à comprendre les blessures liées à mon enfance.

Pardonner n'est pas toujours une chose aisée mais c'est une étape indispensable car on pardonne d'abord pour soi-même, pour se sentir mieux.

Depuis quelques années, les thérapies brèves comme l'hypnose deviennent de plus en plus à la mode et vous pourrez aisément trouver un bon hypno thérapeute qui, en induisant chez vous ce qu'on appelle un « Etat modifié de conscience »

(Etat proche du sommeil mais qui va plus loin que la relaxation) permettra à votre inconscient (qui a enregistré tous les événements de votre vie) de faire le travail nécessaire à votre guérison.

L'hypnose va « séparer », « distraire » ce que l'on appelle le « moi rationnel » de l'inconscient, pour pouvoir s'adresser à lui.

Le travail de l'hypno thérapeute va donc se faire grâce à des suggestions ou métaphores qui vont nous aider à guérir.

Rien n'est magique, il va simplement nous guider.

Il est intéressant de préciser que le niveau de profondeur de transe varie d'un individu à l'autre et n'est pas proportionnel à l'efficacité du travail.

Quand le passé n'est plus un fardeau mais devient une force

Il est certain que passer à l'acte en choisissant de se prendre en main n'est pas une chose simple car cela demande du courage et de la volonté.

Mais cette volonté, vous l'avez en vous puisque VOUS avez décidé de changer !

De nombreuses personnes s'apitoient sur leur sort et se disent : « Je suis malheureuse et ni peux rien changer. C'est comme ça c'est mon destin ! » Et bien c'est FAUX, nous avons la possibilité de nous débarrasser de toutes ces croyances limitantes qui nous empêchent d'avancer et qui sont un frein terrible !

Gardez toujours en tête que « Dans la vie, il n'y a que les combats que l'on ne mène pas qui sont perdus d'avance »

Le Docteur Wayne Dyer illustre parfaitement cette précieuse notion en parlant d'« Affranchissement de notre vie personnelle».

Quel que soit notre passé, nous sommes les maîtres de nos émotions et pouvons même les maîtriser, les apprivoiser ; comme le montre cet incroyable livre qu'est « Le Secret » de Rhonda Byrne : « Les pensées positives entrainent des sentiments positifs qui engendrent eux-mêmes des actions positives et donc des résultats positifs »

J'ai écouté en boucle et continue encore d'écouter les vidéos du Dr Wayne Dyer qui ont véritablement transformé ma vie.
En voici quelques titres :

« Changer vos pensées, changer votre esprit, vivez selon la loi du Tao Te Ching », « les 10 secrets du succès et de la paix intérieure », « Les Secrets de votre pouvoir de guérison », « Le pouvoir de l'Intention », « Méditations pour se manifester », « Votre réalité est créé par vos pensées »

Grâce à un nouveau schéma de pensée on peut se libérer du poids de notre passé, comprendre que si difficile notre vie a-t-elle pu être ou l'est-elle encore, c'est ce même passé qui nous a construit tel que nous sommes et c'est celui-là même qui va nous permettre d' avancer, de faire table rase du passé et d' aller de l'avant .
La question que cette réflexion soulève est donc de savoir ce que nous voulons vraiment.

Définir des objectifs clairs / Reprendre sa vie en main

Pour aller de l'avant, il ne suffit pas de le dire, en effet, il faut véritablement « poser des actes » précis, et ceux sont ces actions mêmes qui seront en mesure de donner les résultats escomptés.

Pensez à des graines que l'on sème et qui donnent ensuite des fleurs, la nature est parfaite et nous venons de cette même source.

Il faut donc semer les germes du bonheur, les germes de la minceur, de la santé...

Ainsi il est très important de se donner des objectifs concrets ainsi qu'une durée bien précise.

Comme le démontre la loi de dilatation des gaz encore appelée » loi de Parkinson », le gaz s'étend et prend toute la place du contenant qu'il a à disposition.

En d'autres termes, si on ne se donne pas une date ou un mois précis, on risque de remettre au lendemain ce que l'on a à faire ou même de ne jamais le faire (Oui je l'avoue, j'ai été maître dans l'art de la procrastination).

Pour parer à cela, je vous conseille de faire une liste des choses à réaliser dans les prochains jours, semaines ou mois, et de vous y tenir absolument.

Pour certains, commencer par de petits objectifs peut être une bonne solution pour être sûr d'y arriver et ainsi prendre ou reprendre confiance.

Il faut avancer pas à pas, comme le disais Lao Tseu : « Un voyage de 1000 km commence par un premier pas »

La technique de Ivy Lee est également toute simple mais d'une efficacité redoutable : elle consiste à lister 6 choses à faire chaque jour par ordre de priorité. Cette technique est utilisée par de grands chefs d'entreprises et permet un gain de temps phénoménal.

Chaque objectif atteint devient alors une petite victoire.

Selon François Partant, « Il ne s'agit pas de préparer un avenir meilleur mais de vivre autrement le présent »

En effet, c'est « Ici et maintenant » que se prépare votre futur, car le futur c'est déjà maintenant.

Ce que je veux vraiment / Quelle femme (Ou homme) je veux être

La femme (ou l'homme) que nous voulons devenir peut dépendre aussi de notre culture ou d'un certain conditionnement.

Il faut donc mettre de côté les idées reçues, paroles des parents/amis, effets de mode et prendre conscience de ce que vous désirez vraiment, ce à quoi vous souhaitez ressembler pour vous sentir parfaitement bien dans votre peau. (Attention cependant aux images tronquées des magazines etc...).

Vous allez donc définir un objectif précis en terme de kilos à perdre et l'écrire noir sur blanc :" Je veux maigrir de 5 kilos et atteindre le poids de X kilos "

En effet, quand on pratique l'hypnose, l'inconscient a besoin que l'on soit précis, on peut dire «Je veux maigrir » mais est-ce de 500g ou de 20 kg ? Et de quelle façon voulez-vous maigrir ? En étant mal, en ayant faim tout le temps ? Bien sûr que non je veux maigrir progressivement en étant en parfaite santé, sans effort et en étant comblée (Ne pas dire « Sans frustration » car l'inconscient ne connaît pas la négation et ne retiendra donc que le mot frustration).

Cela peut sembler un peu étonnant mais le pouvoir de l'hypnose est extrêmement fort.

Beaucoup de personnes sont encore sceptiques et voient dans l'hypnose que du spectacle truqué, mais après quelques visionnages de vidéos sur internet, vous verrez que tout est lié à notre cerveau, à nos émotions et que cela fonctionne véritablement. Bien entendu il faut d'abord tester ce qui évite les jugements à priori et lève les doutes.

S'aimer soi-même et le dire

Pour mincir, il faut d'abord s'aimer soi-même.

Certains d'entre nous y arrivent parfaitement, mais plus nombreux sont ceux qui éprouvent la plus grande difficulté à ce sujet, comme s'ils étaient ennuyés d'exister, gênés.

Il faut donc « S'entrainer » à s'aimer. Et oui c'est un entraînement comparable à ceux des plus grands sportifs de haut niveau – je plaisante !-

Vous connaissez la méthode Coué, le verre à moitié plein plutôt que le verre à moitié vide ?

Au début on peut avoir des difficultés pratiquer ce « Positivisme » et à se dire « Je t'aime » mais il faut se forcer.

Cette contrainte deviendra ensuite une habitude puis un automatisme des plus simples.

Pour cela, on peut utiliser les techniques EFT : « Emotional Freedom Technik » (Technique de libération des émotions encore appelée « Tapping ») ce qui correspond à des affirmations positives couplées à de l'acupuncture sans aiguilles. On tapote des points précis sur la tête, le visage, la main ...

Vous trouverez des vidéos sur internet vous l'expliquant et vous en faisant démonstration.

Ces stimulations vont être associées à de la parole, des sortes de phrases « réconciliatrices » du type :"

« Même si j'ai quelques kilos à perdre, même si j'ai du poids en trop, je m'aime et m'accepte totalement "

Cela semble peut être fou mais petit à petit votre corps deviendra peu à peu votre ami et vous apprendrez à vraiment l'aimer.

Au fur et à mesure que vous pourrez observer les changements vous l'aimerez encore plus car vous le verrez plus affiné.

Visualisation de son corps idéal et loi d'Attraction

Visualiser son corps idéal, faire une projection du corps que l'on souhaite est également essentiel. Il faut se projeter dans l'instant présent.

En effet, la loi de l'Attraction part du principe que « nous attirons dans notre vie ce sur quoi nous nous concentrons ».

En effet nos pensées sont de l'énergie et voyagent dans l'univers à une vitesse d'une extrême rapidité : « Tout ce que nous sommes est le résultat de nos pensées » (Bouddha)

Pour obtenir des résultats quels qu'ils soient dans la vie, il faut donc d'abord les visualiser, les imaginer, comme le souligne Freud : « La pensée est l'action qui se prépare »

D'ailleurs les sportifs utilisent cette technique pour répéter des matchs par exemple, cela peut être pour répéter des coups aux échecs, ou au tennis etc...

J'utilise moi-même la visualisation quand je veux qu'un rendez-vous se passe pour le mieux, ou pour planifier ma journée...

Abraham Maslow dit : « Ceux qui veulent être en paix avec eux-mêmes doivent projeter ce qu'ils sont capables d'être ».

Pour aller plus loin, je vous conseille de lire « Le Secret » de Rhonda Byrnes et « La clé pour vivre selon la loi d'attraction » de Jan Canfield et D.D Watkins.

Ces techniques peuvent nous paraître très surprenantes pour les non-initiés !

En résumé, il est prouvé scientifiquement que nos pensées sont des impulsions biochimiques électriques qui affectent notre corps : elles peuvent modifier notre tension, notre rythme cardiaque, notre pression sanguine ou notre transpiration.

Notre corps réagit donc parfaitement en symbiose avec nos pensées. Ainsi les pensées négatives sont toxiques, elles agissent comme un poison pour notre organisme, elles nous affaiblissent, augmentent notre stress, notre tension...car elles émettent des vibrations négatives.

Elles peuvent donc être la cause de nombreuses maladies comme le cancer, des maladies cardio-vasculaires, des accidents vasculaires cérébraux et j'en passe.

A l'inverse, les pensées positives ont des effets positifs sur nos émotions et donc sur notre corps : elles stimulent la libération d'endorphines qui augmentent notre plaisir et donc notre bien-être. Elles nous permettent de nous sentir plus détendus, équilibrés, épanouis, connectés à nous-mêmes.

« Ce que vous créez dans votre esprit, c'est ce que vous finissez par devenir »

Aussi étonnant que cela puisse être, certains assurent même qu'une heure de visualisation équivaudrait à 7h d'exercice physique !

La vidéo d'hypnose de Camille Griselin : « Donnez- lui le meilleur " nous invite à imaginer notre corps en pâte à modeler et à enlever progressivement de la matière afin de sculpter notre corps pour le rendre parfait (parfait pour nous).

Elle nous amène ainsi à ressentir les émotions qu'un corps plus mince, plus beau nous procure, en faisant apparaître les images devant nous, comme si c'était réel.

Souvenez-vous, le subconscient ne fait pas de différence entre le réel et l'imaginaire.

C'est la même chose en termes de résultat, de sensations ressenties, car si vous vous sentez gros, vous ne pourrez « Attirer la minceur ».

Bien entendu, l'hypnose n'a rien de « Magique ».

Si vous consommez du fast-food tous les jours, buvez des boissons gazeuses et restez au lit toute la journée, vous ne pourrez obtenir de bons résultats, cela semble évident mais je préfère le préciser quand même !

L'hypnose va vous aider à changer vos comportements alimentaires en profondeur, elle va « reprogrammer » votre inconscient en y gravant les règles d'or. Elle va vous apprendre à bien manger, avec des aliments sains pour votre corps.

Voici ces règles d'or :

Les règles d'or :

1 - Boire un jus de citron à jeun tous les matins

Pressez un citron entier et rajoutez un peu d'eau tiède.

Le citron est un allié minceur précieux et permet de détoxifier votre corps.

Si jamais vous ressentez au bout de quelques semaines que cela vous fait mal au ventre, et bien faites une pause de 2-3 jours et reprenez ensuite.

2 - Séparer les protéines des féculents

Cette technique est redoutable. On ne mangera des protéines (viande, œuf, poisson) qu'avec des légumes, et on ne mangera des féculents qu'avec des légumes également. Vous mangerez donc des légumes à chaque repas, une fois avec de la viande ou du poisson, une fois avec du riz etc...

3 - Manger à satiété

Parfois, par habitude, gourmandise (souvent les deux), nous avons pris la mauvaise habitude de manger, manger, et encore manger jusqu'à s'en faire exploser le ventre. Ce type de comportement est clairement compulsif et révèle un manque. En effet, c'est un vide que nous essayons, inconsciemment, de combler avec la nourriture.

Il faut donc apprendre à manger à satiété, c'est-à-dire, manger lorsque l'on on a faim, et s'arrêter ensuite quand nous n'avons plus d'appétit.

Mon hypno thérapeute m'a expliqué qu'il existait une différence entre la faim qui venait de la gorge et celle qui venait du ventre : en effet, celle que l'on ressent du ventre est une réelle faim, tandis que celle qui vient de notre gorge n'est juste qu'une envie de manger, de grignoter.

Si l'on a encore – vraiment- faim à la fin du repas, et bien on se resservira, tandis que si l'on comprend que c'est une simple envie, on évitera.

Notre corps n'est pas une poubelle, il faut le respecter, en prendre le plus grand soin.

Nourriture et vide affectif

La question du manque émotionnel est donc ici centrale.

Un travail sur le manque, sur la séparation, ou sur la guérison de notre « enfant intérieur » peut s'avérer capital pour certaines personnes en surpoids.

Ceci se fait parfaitement avec un hypno thérapeute, qui pourra vous faire « Couper » un lien émotionnel.

Ainsi vous comprendrez que la nourriture ne doit pas combler un manque, remplacer notre solitude... Car souvent un rapport malsain avec la nourriture est en corrélation avec un vide affectif que nous essayons par tous les moyens de combler.

Nous avons la capacité de trouver les ressources à l'intérieur de nous pour prendre notre vie en main. Ainsi, si nous nous sentons bien, nous ne ressentirons pas le besoin de compenser.

Au même titre que l'alcool, le tabac ou la drogue, le besoin abusif de sucre ou de nourriture est un type d'aliénation qui dénote le besoin de remplir un vide.

4- Supprimer les plats industriels

Afin de reprendre en main votre corps et votre santé, vous préférerez les plats faits maison, en y ajoutant peu de matière grasse.

Il faut impérativement éviter les plats industriels trop salés et plein d'additifs.

Le célèbre adage « Manger trois fruits et légumes par jour, ne mangez pas trop gras, trop sucré, trop salé » reste un principe fondamental pour notre équilibre.

5 - bannir les sodas et jus industriels

Ils sont très sucrés et plein d'additifs.

De plus, les boissons gazeuses font gonfler le ventre.

Le piège des boissons allégées ou sans sucre ou avec des édulcorants

Les boissons sans sucre ou avec des édulcorants sont également un piège : en effet elles trompent notre organisme car elles nous donnent un goût sucré mais nous donne pas l'énergie qui est associé à ce type d'aliments puisqu'elles sont composées de faux sucre.

Cela va donc chambouler notre organisme, et nous aurons toujours faim. Il est donc préférable de boire un bon jus d'orange pressé ou un smoothie fait maison avec par exemple 1 pomme, 1 kiwi et 1 orange. Cela vous redonnera de l'énergie !

En bref, optez pour le naturel !

6 - Etre à l'écoute de son corps

Etre à l'écoute de son corps est indispensable pour se sentir bien et ne pas ressentir de frustration. Pensez aux menus que vous voulez un peu à l'avance et faites vos courses pour la semaine.

Ensuite voyez ce que vous avez envie de manger : plutôt des féculents ou plutôt des protéines ? Vous les accommoderez ainsi avec des légumes et vous essayerez d'alterner midi et soir : soit des protéines, soit des féculents.

Prendre un goûter

Si vous avez l'habitude de prendre un goûter alors continuez mais en essayant de faire plus léger : un fruit, un yaourt ou des petits gâteaux biologiques au sésame par exemple (ils sont excellents je les adore !)

J'ai découvert avec joie et à ma grande surprise les yaourts à base de lait de soja qui sont absolument délicieux.

J'ai toujours pensé que c'était immangeable car même le packaging ne me faisait pas envie du tout mais quand j'ai goûté les S. au chocolat, abricot goyave ou myrtilles j'ai découvert en eux un yaourt léger et crémeux vraiment délicieux. Vous pouvez les trouver dans tous les supermarchés biologiques mais aussi dans plusieurs grandes surfaces traditionnelles. Ils sont vraiment très légers et très fluides par rapport à d'autres crèmes au chocolat plus lourdes.

J'en prends un pratiquement à chaque repas et au goûter je préfère savourer une orange pressée (avec 4 oranges à jus !). J'opte pour les petites oranges en filet et de février à juin on trouve les maltaises de Tunisie qui sont bien sucrées et très juteuses.)

Concernant les fruits, vous pouvez pratiquement tout manger. Il faut cependant éviter les bananes et les avocats, trop sucrés ou trop gras.

7 -Boire de l'eau

Beaucoup de nutritionnistes conseillent de boire de l'eau en quantité importante (Minimum 1,5 litre par jour) et surtout en dehors des repas.

Les tisanes facilitant la digestion ou maintenant la ligne et l'équilibre sont parfaites. Il y en a de multiples variétés : au thym et au citron, à la menthe et au tilleul, à la camomille, à la fleur de sureau...

Attention au thé vert qui pourra potentiellement vous empêcher de dormir (c'est mon cas !)

8 - Prendre un bon petit déjeuner

Le petit déjeuner est considéré par beaucoup de nutritionnistes comme le repas le plus important de la journée. Il faut bien manger.

L'idéal est un fruit, une tisane et du pain complet.

Pour ceux, qui, comme moi, trouvent cela trop restrictif et un peu « triste » préférez les pâtisseries faites maison aux gâteaux industriels. Je fais des gâteaux au yaourt ou à l'orange avec peu de matière grasse.

9 - Manger avec plaisir

C'est PRIMORDIAL !

Au lieu de se débarrasser au plus vite des aliments, il faut au contraire les savourer, prendre le temps de les mâcher, de les goûter, en somme manger

« en conscience », c'est-à-dire en étant vraiment dans les sensations que cela procure.

On évitera donc de manger en regardant la télé, on tapotant des sms, en parlant au téléphone...

Le moment du repas doit être vécu comme un moment de détente, de plaisir, qui nous permet aussi de nous retrouver avec nous-mêmes.

10 - Respecter son corps/ Ne pas le brutaliser

Si vous avez envie, vraiment envie d'un macaron au café ou de la fameuse tarte au citron meringuée de votre pâtisserie préférée, et bien prenez-la, ainsi vous enverrez à votre corps un message de plaisir, de bien-être...et non de frustration.

Si l'envie est vraiment réelle et que vous la savourez vraiment, votre corps le digèrera parfaitement. Même si la balance baisse moins que d'habitude ou ne baisse pas du tout pendant un certain temps, vous vous inscrivez sur un projet de longue durée et non sur un échec ou un phénomène de « yoyo » qui, à la suite d'un « régime » trop restrictif, vous fera vous « jeter » littéralement sur le pot de pâte à tartiner de 850 grammes !

Engloutir ces mauvais sucres dans un élan de désespoir à peine dissimulé vous fera culpabiliser et vous sentir en position d'échec.

C'est pour cela que vous ne parlerez pas de « régime », ce mot est pour moi à bannir car il revêt à lui seul un sentiment de frustration contraire au bien-être recherché.

Vous évoquerez plutôt un « rééquilibrage alimentaire » ayant pour but, d'abord, de vous sentir bien dans votre corps, de retrouver de l'énergie - peut-être perdue- et par voie de conséquence, de mincir, pour enfin atteindre votre poids idéal.

Bien dormir

Il est important aussi de bien dormir. Je conseille de ne pas se coucher pas trop tard ; le meilleur sommeil étant celui d'avant minuit.

Si vous avez des soucis de sommeil, vous pouvez écouter avant de dormir les vidéos du professeur Lubszynski : « Comment retrouver le sommeil nature »1
L'hypnose avant de dormir va permettre à votre corps de se détendre, de se libérer de ses tensions.

L'état de transe que cela induira vous fera tranquillement basculer dans le sommeil.

Les massages, un allié bien-être incroyable !

Dans son lit on peut se faire ses propres massages, à l'aide d'huile essentielle. J'aime particulièrement l'huile minceur aux extraits de bouleau et son odeur agréable. Elle m'a aidé à retrouver une peau lisse sans capitons et à faire diminuer mon tour de taille, de hanche, de jambes...).

Vous pouvez masser vos jambes, vos pieds et votre ventre en appuyant sur celui-ci et en expirant (cf techniques d'ostéopathie) puis masser votre visage, votre tête, vos tempes, vos oreilles.

Ce massage provoque chez moi une réaction physiologique : mes larmes coulent en signe de détente et il s'ensuit une série de bâillements. Si c'est également le cas pour vous, vous saurez que savez comment vous « auto-relaxer », c'est très surprenant !

Le matin venu, vous verrez que votre ventre sera plus plat.

Si vous vous efforcez à marcher un peu plus qu'à l'ordinaire, à moins prendre votre voiture, vous vous sentirez également plus en forme et si vous avez des soucis de transit il en sera ainsi amélioré. Je conseille aussi de ne pas se peser trop souvent

(maximum 1 fois par semaine, vous pouvez fixer un jour précis, pour ma part c'était le samedi matin)

Parfois la balance ne bougera pas pendant 1 semaine voire 15 jours et vous perdrez ensuite 500g d'un coup et vous risquez d'être déçus si vous vous montez sur la balance de façon trop rapprochée.

L'idéal est donc de se peser tous les 7/ 10 jours.
 Pour les femmes (J'en fais partie), il n'est pas rare de prendre entre 200 et 500 g les deux ou trois jours précédant les règles, d'avoir plus d'appétit ou simplement plus « envie » de manger, d'avoir le ventre un peu gonflé, de se sentir un peu ballonnée, énervée...

A la fin des menstruations, ces symptômes disparaissent et vous enregistrerez souvent une perte de poids plus importante qu'à l'accoutumée donc pas de panique ! Ne risquez donc pas une frustration en vous pesant quotidiennement, c'est inutile et néfaste.

Gel minceur froid (cryothérapie)

J'en ai trouvé un sur un site de ventes de produits professionnels destinés aux masseurs kinésithérapeutes ou ostéopathes. Il est à base de camfre, menthol, eucalyptus et ... Je le conserve au réfrigérateur et me masse régulièrement avec. Son efficacité est, pour moi, redoutable.

Drainage lymphatique / palper roulé

J'ai testé il y a quelques années les drainages lymphatiques (On enveloppe vos jambes bien serrées dans une sorte de film plastique froid et cela leur permet de bien dégonfler.

J'ai également fait quelques séances de « palper roulé » chez un kiné et j'avais perdu 7-8 cm de tour de hanches, 4-5 cm de tour de cuisses, le résultat était vraiment probant !

Cet appareil qui soulève la peau permet une meilleure circulation sanguine, éloigne les petites boules /capitons de cellulite.

 Ainsi il rend votre peau plus lisse et affine votre corps.

Depuis j'ai acheté un petit appareil (J'en ai acheté un sur un site de bonnes affaires à moins de 30 euros) et comme j'ai acquis la technique, je réussi très bien à le faire toute seule.

Avoir des preuves

On peut facilement oublier notre apparence passée alors je vous conseille de prendre des photos : 3-4 photos de face, de dos et de profil, en culotte et avec un pantalon et une robe « témoin ». Vous écrirez sur un cahier votre poids de départ et vous effectuerez votre pesée toujours le matin, sans vêtement et à jeun.

Réduire le stress au maximum

Lorsque nous sommes stressés de façon importante et continue, nous sécrétons une dose trop importante de cortisol.

Les effets du stress sont néfastes pour notre organisme, et peuvent avoir des répercussions sur le poids (Dans un sens ou dans un autre)

Une petite astuce amusante : il est conseillé par exemple de rire pour faire diminuer la production de cortisol !

Il existe aussi une plante appelée « Rodiola » qui ferait diminuer le taux de cortisol et aiderait à brûler les graisses.

Ecouter de la musique douce, relaxante, thérapeutique favorise également la détente, le lâcher prise.

Vivez, respirez !

J'ai découvert quelque chose de formidable : la cohérence cardiaque.

Vous pouvez d'ailleurs jeter un coup d'œil sur internet ou télécharger l'application qui y est consacrée.

Il s'agit d'une façon de respirer à effectuer pendant quelques minutes de façon volontaire. Cela vous permettra ensuite d'être en cohérence cardiaque pendant les 8 prochaines heures.

Ainsi en faisant 3 fois par jour cet exercice vous serez sur de bien respirer toute la journée (et nuit bien-sûr)

Mode d'emploi : comptez jusqu'à 5 en inspirant puis comptez jusqu'à 5 en expirant et cela pendant 3 minutes.

Cette technique toute simple est même utilisée par de grands sportifs et est conseillée par de nombreux médecins.

Avec le stress de la vie quotidienne, le travail, je me suis rendue compte que j'étais souvent en apnée. Je ne prenais même plus le temps de respirer ! Cela me provoquait des maux de tête jusqu'à de terribles migraines durant parfois 5 ou 6 heures d'affilée!

Il est donc primordial de bien respirer, de

s'accorder des petites pauses dans son travail - même très brèves - et de prendre 20-30 minutes minimum à chaque repas pour bien manger.

Les massages du soir avant de dormir vont également favoriser votre détente de façon significative.

Si vous aimer l'eau, essayez de vous accorder une heure de piscine/aquagym 1 à 2 fois par semaine, c'est l'idéal !
Les hammams sont également excellents car vous allez beaucoup transpirer. Leur tarif en spa/ institut est assez cher mais dérisoire dans les piscines municipales.
Cela permet véritablement de libérer toutes les toxines et de « lâcher prise ».
En ressortant d'un bon hammam, vous vous sentirez un nouvel homme (ou femme), plus détendu(e).

Etre cool/ Ne pas être pressé

Une autre chose importante que je souhaitais évoquer est le fait de ne pas être pressé.
Les magazines pré-estivaux ne cessent de promouvoir les pertes de kilos rapides : 8 kg en 1 mois avant l'été !
Mais plus vous perdrez rapidement plus vous risquerez de reprendre tout aussi rapidement !
Il faut garder à l'esprit qu'il s'agit vraiment d'un mode de vie qui doit durer pour votre bien être et

que votre corps va s'habituer aux changements en douceur, sans violence.

L'idéal est pour moi de perdre maximum 1kg par mois (J'en avais perdu 9,5 au bout de 10 mois) mais cela dépend aussi du nombre de kilos à perdre.
Si vous avez comme moi une quinzaine de kilos à perdre, c'est à mon avis le bon rythme, mais si vous êtes en obésité ou que vous avez 30 kg, 80 kg à perdre, ou même plus encore, je pense que vous perdrez beaucoup plus vite au début puis beaucoup plus lentement par la suite ...

Il ne faut donc pas être pressé. Il faut se dire que le but final n'est pas de perdre quelques kilos pour les reprendre ensuite mais de garder un poids de santé et surtout de bien être, un poids qui vous convient à vous et non pas au voisin !
Vous pouvez très bien vous sentir bien en étant un peu ronde quand une autre se sentira bien en étant plus mince.
Encore une fois tout est subjectif et est au cas par cas.
Le seul barème valable est celui de la santé. Avoir un poids « Correct »   signifiera diminuer les risques de maladies,   de diabète, d'accident vasculaire cérébral ...
Vous pouvez également vous référer à l'IMC : votre indice de masse corporel pour vous situer soit dans la moyenne, soit dans la moyenne haute, soit dans une moyenne plus basse, selon vos objectifs préalablement déterminés.

Mais ne pas être pressé ne signifie pas que le travail ne se fera pas rapidement, car l'hypnose permet des changements très rapides. D'ailleurs votre hypno thérapeute devra travailler avec vous comme si chaque séance était la dernière !

Idées menus :

Voici quelques idées de menus que j'aime bien personnellement.
Si vous manquez d'inspiration, n'hésitez pas à chercher des recettes sur internet sur les sites spécialisés ou à acheter des livres de recettes.

1- midi : salade composée avec tomates, concombres coupés en petits morceaux, œuf ou jambon de dinde /poulet /porc ou thon... +maïs .un peu de sel et huile d'olive.
-soir : pas de protéine
pommes de terre écrasées + champignons

2- midi : pâtes + aubergines
-soir : poisson : personnellement j'adore le carrelet ou la daurade royale ...+ carottes

3-midi : salade de lentilles : elles sont délicieuses mélangées avec petits morceaux de tomates, oignons et un peu de feta
soir : poulet + concombres /tomates

4-midi : riz + épinards
soir : 2 œufs + haricots verts persillés (huile d'olive, cannelle, ail paprika doux, sel, poivre) cuits dans l'eau et à la poêle ensuite pour plus de goût avec juste un peu d'huile d'olive.

5 – midi : escalope de dinde /poulet + courgettes
soir : poireaux avec juste un peu de crème fraîche
allégée ou à 0%
+ un peu de houmous (purée de pois chiches) en
condiment pour remplacer le beurre des pâtes
+petites pâtes

6- midi : tranche de jambon + brocolis
Soir : 2 œufs à la coque + purée céleri

7 -midi : taboulé maison (semoule concombres
tomates citron menthe fraîche sel oignons)
- soir : carpaccio de bœuf et champignons

8 - midi : spaghettis + petits pois carottes
Soir : salade pomme noix + steak haché

Au restaurant :

Prenez soit une viande avec des légumes : par
exemple une grillade avec des haricots verts, ou du
poisson avec des légumes croquants etc...
Ou bien si vous avez envie de manger des
féculents : pommes de terre au four + courgettes
Ou encore riz + haricots verts

Si vous êtes chez des amis, vous pouvez vous faire
plaisir si vous en avez envie, mais mangez avec
plaisir et surtout sans culpabiliser !
Essayez, dans la mesure du possible, de dissocier
protéines et féculents et éviter de manger trop de
gâteaux d'apéritifs !!!
De toute façon, avec vos séances d'hypnose, tout
ceci deviendra naturel et vous serez parfaitement
ce vers quoi vous diriger naturellement.

Comme un gage de réussite

Et oui, mincir, enfin ça marche !
 Enfin j'ai atteint mon poids idéal avec l'aide de
l'hypnose donc vous pouvez également réussir.
Enfin non ! Vous ne "pouvez" pas réussir mais
vous "allez " réussir ! Car vous le souhaitez
vraiment au fond de vous.
Il est parfois plus difficile de perdre quelques kilos
que beaucoup de kilos.
Comme le dit Camille Griselin " La minceur est une
chance ".
En effet lorsque l'on   est mince, on est
généralement plus en forme, on a plus d' énergie,
on a envie de faire plus de sport, on reprend goût à
la vie, on se réconcilie avec la nourriture car on
retrouve le « plaisir » de manger , on a soudain
envie de prendre soin de soi , on devient plus
coquet...

   Fixez-vous donc un objectif précis en terme de
poids et de kilos perdus et votre inconscient fera le
travail , vous amènera à respecter les règles d' or ,
à avoir la meilleure hygiène de vie possible pour
votre santé .
Il est d'autre part essentiel, tout en restant dans le
cadre (manger beaucoup de légumes, et ne pas
mélanger les protéines et les féculents, manger
des fruits, pas de produits industriels) de manger
ce qui vous fait plaisir selon vos envies du moment.

   Ainsi vous pouvez chercher des recettes en
fonction des aliments que vous souhaitez manger !
Faites-vous des listes de menus que vous
aimanterez sur votre réfrigérateur au fur et à
mesure, surtout des aliments que vous vous êtes

préparés   et   que   vous   avez   appréciés.

Si vous manquez de temps pour cuisiner, préparez vos repas pour 2-3 fois et laissez-les dans une boîte au réfrigérateur ou au congélateur. Les soupes sont par exemples rapides à faire : vous épluchez rapidement vos légumes quand vous rentrez du travail, et 30 - 40 minutes plus tard, après avoir donné le bain aux enfants ou terminé vos tâches ménagères, c'est prêt!

Si vous mangez à la cantine ou au restaurant, là encore c'est tout simple : soit vous prenez de la viande avec des légumes soit vous prenez des féculents avec des légumes.
Privilégiez toujours les restaurants ou traiteurs qui cuisinent du « fait maison ».

Il est nécessaire d'être prêts dans votre tête, sinon vous vous trouverez 1000 et 1 excuses, alors que si vous êtes décidés, vous trouverez chez tout le monde et partout les aliments dont vous avez besoin.
Petite anecdote, j'accompagne parfois mon fils au Fast-food, et le plus souvent je mange après dans un autre endroit. Pourtant il m'est déjà arrivé de commander un hamburger mais sans pain !
Je n'ai donc mangé que le steak et la salade en enlevant   le   gros   de   la   sauce.
Le soir je choisis alors des légumes et des féculents.
Vous pouvez aussi prendre les salades au poulet ...

Les dix premiers mois, je n'ai eu envie de frites que 2 fois. J'ai alors choisi un restaurant de frites maison, donc de bonnes pommes de terre, pas trop grasses et non du surgelé.

Une astuce plaisir pour un bon dessert, quand j'ai envie d'une glace j'opte pour les- très à la mode- yaourts glacés de chez « y » qui sont à 0% de matière grasse et au lieu de les agrémenter, comme mon fils le fait, de cookies, brownies et bonbons, je choisis d'y mettre des fruits : kiwi, framboises, mangue, ananas et myrtilles.
C'est un délice et ma balance ne bouge pas !
J'éprouve le même plaisir que si j'avais mangé une énorme glace, et même plus !

Pour ce qui est des légumes vous pouvez en manger en grande quantité car une énorme assiette d' haricots verts est quasiment nulle en calories et ne va pas donc pas vous faire grossir !
Évitez simplement de manger une trop grosse quantité de viande le soir.

Après le dessert (yaourt à base de soja le plus souvent), j'aime bien prendre l'une de mes tisanes favorites à base de menthe, thym fleur de sureau, camomille, verveine ou tilleul ...

J'alterne plusieurs tisanes dont mon placard abrite la collection : tisane pour favoriser le sommeil, tisane pour bien digérer, garder la ligne et l'équilibre ou encore déstressante.

Le regard des autres

Il ne faut pas vous en soucier, car vous faites ça pour vous avant tout, mais il est vrai que le regard d'un mari, d'un chéri, d'une amie ou de vos enfants qui verront les changements, vous complimenteront ou vous sentiront plus en harmonie ou plus jeune vous fera le plus grand plaisir !

Gratitude et Pardon : remercier et pardonner

La Gratitude est merveilleuse, il faut être reconnaissant des choses que nous avons déjà pour pouvoir en accueillir de nouvelles.
Il faut remercier l'univers d'être si merveilleux, d'avoir créé la Nature...

Le Pardon est aussi indispensable : pardonnez-vous, et pardonnez aussi ceux qui vous ont fait du mal.
Pardonnez d'abord pour vous.
Laissez-moi partager avec vous, chers lecteurs, une petite anecdote.

Un jour, j'étais à Londres avec mon fils à une fête de quartier.
Il y avait de nombreux stands de jeux pour les enfants.
Et puis un stand a attiré mon attention, il était composé d'une simple table sur laquelle était posé un arbre en carton.
Près de celui-ci il y avait une boite de punaises et des petits morceaux de papier prédécoupés ainsi que des stylos.
C'était l'arbre de la Gratitude.
On pouvait écrire ce que l'on voulait et l'accrocher dessus.
J'ai pu y lire certains messages : « Je veux guérir, merci d'avance » ou « merci pour cette magnifique journée ensoleillée » ou bien « merci à mon oncle qui m'a offert un super anniversaire », ou encore « merci pour la joie que je ressens en moi ». J'ai trouvé l'idée formidable.
C'est un souvenir qui restera gravé.

La Volonté et la Foi

Comme je l'ai souligné au début de ce manuel, la Volonté et la Foi sont inhérentes à la concrétisation de vos objectifs.

La réussite est accessible à quiconque le voudra, dirigera ses pensées vers le but fixé.

Selon le livre : « La clé d'attraction » d'Esther Jerry Hicks :

« Toutes les pensées possèdent un potentiel créatif » à condition qu'elles s'accompagnent d'une forte émotion.

Vous pouvez donc, en autohypnose par exemple, imaginez votre corps mince et ressentir la joie que cela vous procure, vous pouvez vous visualiser par exemple avec une petite robe noire moulante, un joli maillot de bain échancré, un jean moulant...

N'oubliez jamais que vous êtes « Responsables de votre vie émotionnelle ».

Il faut donc s'appliquer à chasser les doutes et les incapacités.

La « Création délibérée »

C'est le fait d'avoir le contrôle sur nos pensées, qui, de fait, agiront sur nos émotions.

C'est une action concrète, et non quelque chose arrivant par défaut.

Grâce à elle, vous pouvez attirer dans votre vie abondance, prospérité, santé, amour, argent...

Le Dr Wayne Dyer parle ainsi de « Bannissement du doute ».

En effet nous ne devons pas permettre au doute de rentrer, il faut donc être persuadés que la chose est « déjà » acquise et ressentir les émotions qui y sont associées.

Avoir la surprise

Pour ma part je préfère éviter de me regarder dans la glace en tenue d'Eve trop souvent afin de mieux voir les changements.

En effet si vous regardez votre corps tous les jours dans le miroir vous ne verrez pas de différence et vous pourrez être frustrés.

Je vous conseille donc d'attendre d'avoir 2 ou 3 kilos en moins avant de vous regarder. Ainsi vous apprécierez mieux les changements. Je vous conseille de vous observer en entier qu'une fois par mois maximum.

Faire du sport

Si vous aimez le sport, c'est un plus ! Cela vous permettra d'être en forme.

Pour ma part, j'adore la natation et me régale avec une séance d'aquagym chaque semaine.

Pour d'autres, ce peut être la zumba, le yoga ou toute autre activité pour ressentir son corps et être dans « L'Ici et Maintenant ».

Si vous avez une aversion non dissimulée pour les activités sportives, c'est dommage ! Vous pouvez alors essayer de marcher un peu dans un parc ou de prendre plus souvent les transports en commun plutôt que votre voiture.

Conclusion

Je souhaite de tout cœur que ce petit livre-manuel, dans lequel j'ai partagé, avec amour, mon expérience de perte de poids avec Vous, vous aura définitivement convaincu de prendre rendez-vous chez un hypno thérapeute pour quelques séances.

Ensuite, vous verrez que tout viendra tout seul, de façon naturelle, sans effort. Vous ne pourrez par exemple plus vous passer des légumes, et « Bien manger » deviendra votre raison d'être.

Dans ce manuel, rien n'est en option, il faut TOUT faire !

C'est un tout qui apportera les changements souhaités et ces nouvelles habitudes deviendront des réflexes grâce à vos séances.

Si vous souhaitez réellement maigrir, et bien préparez-vous car vous allez, ENFIN, y arriver pour de bon, et pour la vie !

Vous savez désormais quoi faire et vous saurez toujours ce que vous avez à faire. Ce sera ancré en vous, dans votre subconscient.

Cette méthode pour maigrir, cet outil extraordinaire qu'est l'hypnose, va, vous verrez, d'ici quelques jours, mois, continuer de se démocratiser « de plus en plus et de mieux en mieux ».

Elle va, je l'espère du fond du cœur, permettre à de milliers, que dis-je, des millions de personnes d'atteindre leur objectif, sur la voie de la minceur, du bien-être, de la réconciliation de leur corps, de leur âme (Et pas seulement en terme de poids bien entendu).

Merci à vous, Amis Lecteurs, de m'avoir lu, en somme, de m'avoir accordé votre confiance.

Remerciements et Bibliographie/ Pistes de lecture

Je remercie chaleureusement les personnes ou les
« choses » :

-Ma magnifique Coach en Développement
personnel Laura Sadowski, toujours souriante et
positive et qui m'a tant aidé sur la voie du
dépassement de soi pour « atteindre les étoiles »

-La très sympathique et altruiste Karima Abassi,
mon hypno thérapeute, qui, grâce à 5 ou 6 séances
d'hypnose m'a aidé à mincir en ayant réussi à
converser avec mon inconscient et en y ayant
gravé les très précieuses « règles d'or ».

-L'Académie Dolfino : Catherine Dupuis et Eric
Chagnon, dont j'ai visionné en boucle les vidéos si
intéressantes : « Comment perdre du poids sans
vous battre contre vous-même », mais aussi «
Comment retrouver la sagesse intérieure avec
l'hypnose », « Ho'oponopono », « Comment
détoxifier son corps ... et avec lesquels j'ai suivi la
formation : « Activez vos pouvoirs de guérison
avec l'aide de l'hypnose ».

-Le Professeur Lubszinsky, pour ses vidéos sur
internet : « Comment retrouver le sommeil
naturel » et « Séance d'hypnose contre les
insomnies et les troubles du sommeil ».

-La très chaleureuse et généreuse Camille Griselin
dont les vidéos d'hypnose agissent tel un
médicament et pensent nos blessures : « Hypnose
pour maigrir, donnez-lui le meilleur », « Hypnose
pour guérir l'enfant intérieur », « Faire du passé

une force », « Faire sortir ses émotions », « Séance hypnose confiance » et bien d'autres…

-L'incroyable et immense Monsieur qu'est le Dr Wayne Dyer dont les conférences données à travers le monde sont absolument sensationnelles. Parmi elles : « Changez votre esprit, changez vos pensées, vivez selon l'esprit du tao te Ching », « les 10 secrets du succès et de la paix intérieur », « Les secrets de votre pouvoir de guérison », « Votre réalité est créée par vos pensées : la loi d'Attraction », « Le pouvoir de l'Intention », « L'Attitude est tout ».

-Le stupéfiant livre « le Secret » de Rhonda Byrnes, qui parle également de la fabuleuse Loi d'Attraction et de son pouvoir universel, utilisé par tous les Grands de ce monde.

-Mon ostéopathe pour ses séances d'ostéopathie et une de ses techniques que j'utilise pour avoir un ventre plat.

-Jessica qui m'a parlé la première de ce très puissant outil qu'est la cohérence cardiaque, qui permet de réduire le stress, retrouver un bon sommeil et ainsi permettre à son corps de mincir.

-Les tisanes qui me sont d'une aide précieuse pour faciliter ma détente, qui m'aident à me sentir bien et m'accompagnent doucement vers le sommeil.

-Mon mari dont les massages crâniens m'aident à me relaxer et à me faire basculer dans les bras de Morphée.

-Merci à mes futurs Lecteurs et merci à ceux que j'ai peut-être oublié

-« La loi d'Attraction » d'Esther et Jerry Hicks

-« la puissance de votre subconscient » de Joseph Murphy

-« La clé pour vivre selon la loi d'Attraction » de Jan Canfield et DD Watkins